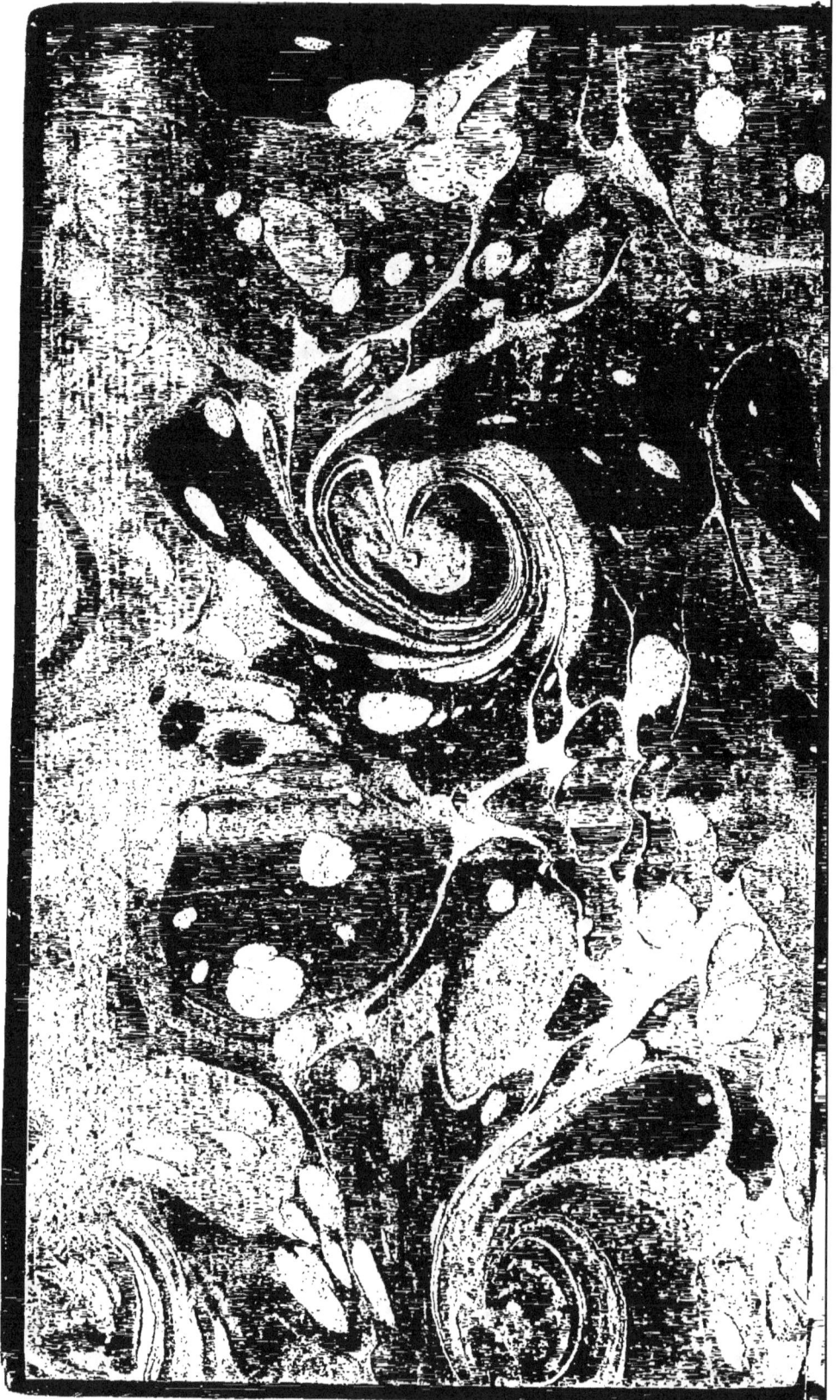

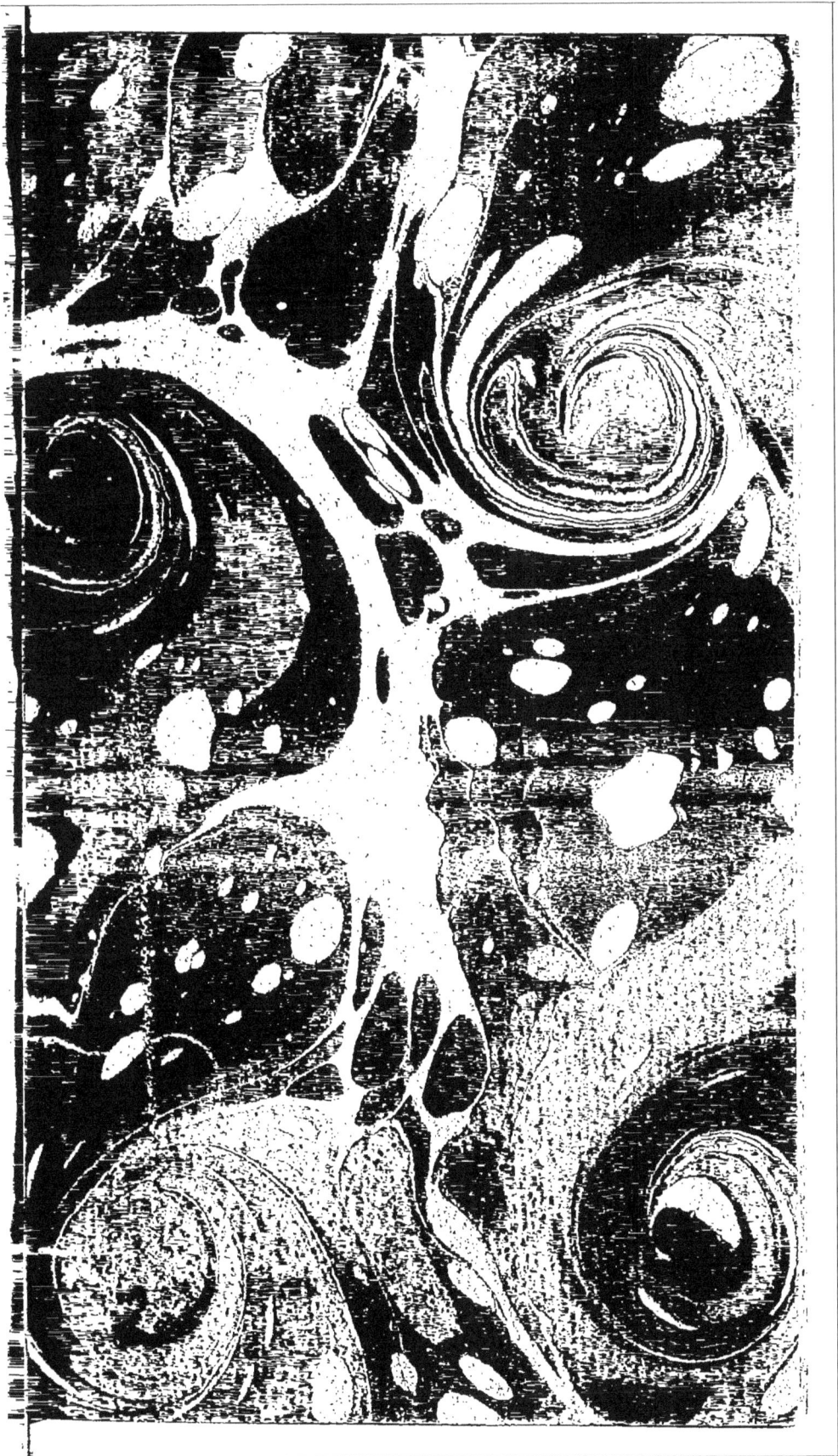

Te ^{155}
3 p 84

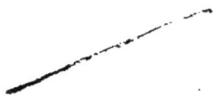

3711

LETTRE

SUR

LES NOUVEAUX

BAINS

MEDICINAUX.

Par M. C * * * *Docteur en Medecine,*

Cayaux medecin provençal

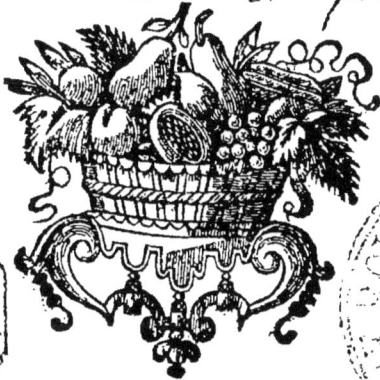

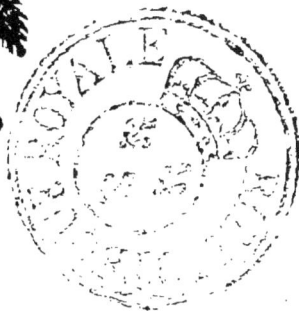

A PARIS,

Chez la Veuve QUILLAU, Imprimeur
Libraire, rue Galande, près la Place
Maubert, à l'Annonciation.

M. DCC. LII.

Avec Approbation & Permission.

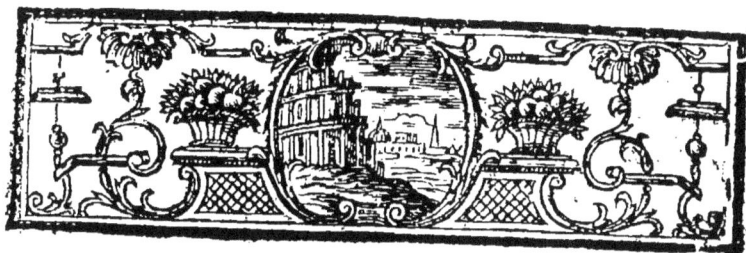

LETTRE

SUR LES

NOUVEAUX BAINS

MEDICINAUX.

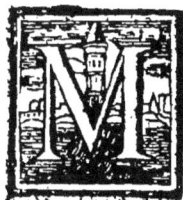ONSIEUR,

JE connois trop la part que
vous prenés à tout ce qui est
à l'avantage de la Société ,

pour vous laisser ignorer plus long-tems la découverte qu'on vient de faire des nouveaux Bains Médicinaux , la plus utile, peut-être, que la Médecine ait jamais faite. C'est une invention pour administrer les Bains, les Douches, & les Fumigations de toute espéce. Cette Machine, unique en son genre, de l'aveu des Connoisseurs, & infiniment supérieure à ce que l'Allemagne a de plus ingénieux dans ce goût là, présente tant de commodités & d'avantages, qu'ils suffiroient seuls pour en constater l'utilité, si elle n'avoit déja en sa faveur l'expérience qu'en ont faite, & qu'en font tous les jours plusieurs malades. Je ne doute pas que le Public n'en ressente les effets salutaires, s'il est une fois instruit de ses merveilleuses propriétés, & du grand nombre de maladies pour lesquelles on peut y avoir recours. C'est le sentiment de la Faculté de Médecine de Paris, & de l'Academie Royale de Chirurgie, qui, dans les jugemens avantageux qu'elles en ont porté, en relévent les propriétés & les usages de la façon la plus décisive. Ces Messieurs, qui connoissent parfaitement tous les secours qu'on peut tirer des Bains, ont senti combien la nouvelle Machine étoit propre à en multiplier les effets. La plûpart s'en sont assurés par leur propre expérience. Les uns y ont conduit leurs Malades, les autres y ont pris les Bains eux-mêmes; tous en sont également satisfaits, & en parlent avec les plus grands éloges. Que vous dirai-je enfin ? Elle a mérité l'attention du Roi, toujours porté à favoriser ce qui peut contribuer au bien & à la conservation de ses sujets.

N'attendés pas que je vous fasse un détail circonstancié

du méchanifme de cette ingénieufe Machine. Vous de-
vés comprendre qu'elle eft
fort compofée pour pouvoir
répondre aux différens objets
aufquels fon ufage eft relatif.
Je ne vous parlerai pas des
Pompes, des Réfervoirs, des
Athanors, des Thermomé-
tres, des Ventoufes, & de tout
l'appareil des Canaux & des
Robinets qui entrent dans
fa compofition; ce détail ne
fçauroit trouver place ici.
Je me contente de vous affurer qu'elle fatisfait à tout dans
un point de perfection qui va
au delà même des idées de
fon Inventeur. Le Bain des

Etuves, lui feul, eſt un chef-
d'œuvre d'invention, quoiqu'il ne préſente d'abord
qu'une eſpéce de loge ou de
boëte, de figure cylindrique,
placéé ſur un baſſin à vapeur,
& percée par le haut, afin
qu'on puiſſe avoir la tête hors
de l'Etuve. On diroit que l'Auteur a preſſenti les rapports
les plus délicats que ſon invention pouvoit avoir aux
différens cas auſquels on peut
l'appliquer, & que ſans être
de la profeſſion il a prévu
toutes les combinaiſons que
la Médecine pourroit ima-
giner pour augmenter l'effet
de cette eſpéce de Bain.

Concentrer la vapeur auffi fortement qu'elle puiffe l'être, la déterminer totalement & uniquement, fur le corps qui y eft expofé, maîtrifer la chaleur, l'augmenter, la diminuer, la fufpendre à volonté, la foutenir auffi long-tems & fi peu qu'on le juge à propos, porter la graduation jufqu'à la derniére exactitude, & à la précifion du Thermométre ; c'eft fans doute la perfection de l'Art, & c'eft auffi le mérite des Etuves nouvelles, qui préfentent encore la commodité de ne point refpirer les vapeurs qui agiffent fur le refte du corps. Quelque

idée qu'on puiſſe ſe former
de leur efficacité, ce n'eſt rien
en comparaiſon de ce qu'on
éprouve; j'en ai fait moi-mê-
me l'expérience, & j'ai vû que
l'effet étoit bien au-deſſus de
ce que je m'étois figuré.

Repréſentés-vous la Ma-
chine de Papin ; celle dont
je parle lui reſſemble par trop
d'endroits pour n'avoir pas
des effets à peu-prés ſembla-
bles ; les vapeurs qu'elle con-
centre avec la même exactitude ſe répandant dans le
corps, le pénétrent dans toute ſa ſubſtance ; il n'y a rien
de ſi dur qu'elles ne ramol-
liſſent, rien de ſi épais qu'elles

ne mettent en fonte : & le
réfultat de tous ces effets eft
un torrent de fueurs, qui dé-
gage les vaiffeaux , & entraîne
avec lui tout ce qu'il y a d'im-
pur & d'étranger qui gêne les
fonctions. Ce point de vûe fuffit pour appercevoir pour combien de maladies ces Bains
nous offrent leurs fecours ,
foit pour les combattre, foit
pour les prévenir. Une autre
propriété qu'ils ont encore ,
& qui fuffiroit pour les rendre
précieux, ne fut-ce que pour
la propreté, c'eft qu'ils décraf-
fent fi bien la peau, qu'on croi-
roit prefque en les prenant,

être dans le cas d'un ferpent qui quitte fa dépouille.

Tels font les effets du Bain de vapeur fimple ; mais que ne doit-on pas attendre du même Bain compofé, quand les vapeurs partiront chargées d'un principe fpiritueux & volatil ?

Ce n'eft pas aux Bains de vapeur fimplement que cette partie de la Machine eft deftinée, on y adminiftre encore les Bains fecs, les Fumigations de toute efpéce, & les Douches ; le tout avec un égal avantage : les arrangemens font même fi bien pris, &

tout s'y trouve si heureuse-
ment disposé, qu'on peut, si
on le juge à propos, combi-
ner les secours, faire succéder
les opérations l'une à l'autre,
ou les pratiquer à la fois. Il est
possible de donner le Bain
de vapeur, & la Fumigation
d'un seul coup; la Douche im-
médiatement après, ou même
pendant les Bains de vapeur,
dans le tems que tous les pores
sont ouverts d'une façon sin-
guliére. Procédé merveilleux;
que j'ai vû réussir il n'y a pas
deux jours sur un Paralitique.

   Tout auprès des Etuves on
trouve le Bain d'immersion.
C'est une baignoire ou une

cuve elliptique , horifontale-
ment placée, garnie d'un cou-
vercle ou plan horifontal , fait
en réfeau , un peu moins large
que la cuve, pour pouvoir s'y
emboiter , & avoir un certain
jeu qui confifte à defcendre
& à monter. C'eft à la faveur
de ce plan mobile que le Malade , qu'on place deffus, eft
plongé dans le Bain , à telle
profondeur qu'on fouhaite ,
fans être fecoué. Tout fe prête
ici à l'état d'un Malade foible,
qu'on a intérêt de ne pas fa-
tiguer. Mais il y a plus , Monfieur, & ceci tient un peu de
l'enchantement, il defcend de
fon appartement fans fortir

du lit, se trouve plongé dans le Bain, remis dans son lit, & ramené dans son appartement, presque sans s'en appercevoir. Avoués, Monsieur, qu'on ne sçauroit prendre les Bains plus commodément, & que les Voluptueux autant que les Malades y trouveront leur compte. Voici le mystere. Un lit, méchaniquement suspendu, descend de l'appartement au Bain, & remonte du Bain à l'appartement. Ressource inestimable pour un Malade impotent, qui peut prendre les Bains en quelque façon sans sortir du lit. Mais, ce qui n'est pas d'un moindre prix, on prévient par là les impreſſions de l'air extérieur ſur le corps du Malade, qui s'en trouve alors extrémement ſuſceptible. Ceci paroît même l'objet principal de toutes ces attentions multipliées & pouſſées juſqu'à la délicateſſe.

Je n'ai pas beſoin de vous dire qu'on peut donner à ces Bains telle forme qu'on voudra ; les faire ſimples ou compoſés, avec des herbes médécinales, des eaux minérales, naturelles ou artificielles, ſelon les différentes circonſtances ; de même que les Douches qu'on donne dans la même

me Baignoire, avec tout le
fuccès & l'avantage poffibles.

Rappellés, Monfieur, ce
plan mobile fur lequel le Malade eft pofé ; il fert à régler
en partie la force de la Douche,
parce que felon qu'il monte
ou qu'il defcend dans la cuve,
il augmente ou il raccourcit la
hauteur de la colomne d'eau,
dont on détermine la chûte
fur le corps du Malade. C'eft
moins cependant au poids de
la colomne qu'au jeu de la
pompe, & aux coups de pif-
ton redoublés qui foulent le
liquide, que la Douche doit
ici fa vertu.

Si l'effet de la Douche eft

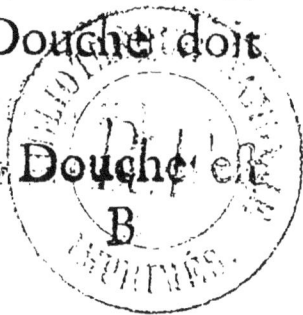

B

d'autant plus décifif que l'eau tombe avec plus d'impétuoſité, il le ſera dans ce cas au ſuprême dégré.

Auſſi, Monſieur, vous ne ſçauriés croire avec quelle violence le jet d'Eau frappe la partie ſur laquelle on l'a lancé. L'impreſſion en eſt ſi forte qu'on ne ſçauroit continuer quelque tems la Douche que la partie ne rougiſſe. On conçoit à quel point elle ſera pénétrée , ſur - tout lorſqu'on aura fait précéder un Bain de vapeur , & que par ce moyen la peau aura été puiſſamment ouverte ; que ſera - ce ſi j'ajoute que

dans cette opération l'Eau ,
fans perdre fa chaleur, paffe
& repaffe auffi fouvent qu'on
veut fur une partie, avec tant
de viteffe, que tout calculé ,
elle peut recevoir environ
cent muids d'eau dans moins
de trois quarts d'heure. Je
fuis encore perfuadé, avec les
Connoiffeurs , qu'on peut
donner ici les Douches d'Eaux
Minérales , foit naturelles ,
foit artificielles , non feule-
ment avec autant & plus de
fuccès qu'à la Source même ,
mais encore en toute Saifon,
par la raifon qu'on y eft à
l'abri de l'air extérieur ; in-
convénient auquel on ne peut

parer à la Source des Eaux Minérales.

Vous êtes en peine fans doute , Monfieur , pour la quantité d'Eau Minérale qu'il faudroit , l'expédient eft tout fimple ; on multiplie le fluide , en le faifant circuler ; quelques pintes fuffiroient au befoin pour doucher , pendant tout le tems qu'on pourroit défirer. L'Eau de la Douche tombant dans un Réfervoir, eft continuellement reprife , au moyen d'une Pompe , & rapportée dans les Réfervoirs fupérieurs qui fourniffent à la

Douche. Cette circulation donne non seulement la quantité d'Eau nécessaire, mais conserve encore au liquide le même degré de chaleur, par le voisinage des Athanors placés sous les Réservoirs.

Enfin pour que rien ne manquât à la perfection de l'Ouvrage, on a pratiqué encore des demi - Bains de vapeur, qui ressortissent de la même Machine, & qui peuvent aussi servir aux Fumigations locales. Comme ils sont particuliérement destinés pour le Sexe, on a trouvé à propos de les placer dans

un appartement féparé & fort
propre, où les malades font
pendant l'opération tout à
leur aife fur un fiége fermé en
devant & par les côtés jufqu'à
moitié corps. On porte même
l'attention jufqu'à vouloir
qu'elles ne foient fervies que
par des perfonnes du même
Sexe.

Quelque admirables que
foient toutes les piéces de
cette Machine, prifes à part,
de même que le rapport qu'elles ont avec les différens ufages aufquels elles font defti-
nées, la fécondité du génie de
l'Inventeur paroît encore davantage, en ce qu'une même

Machine fournit à tant de parties différentes & à tant de différentes opérations. Car vous remarquerés, Monsieur, que les Etuves, le demi-Bain de vapeur, le Bain d'immersion & les Douches, tout cela vient de la même Source, & d'un Magasin général qui se distribue dans ces endroits différens.

Je ne m'étendrai pas davantage sur les propriétés de cette Machine, elles se font assez sentir par le peu que j'en ai dit : Vous comprenés, Monsieur, combien son usage pourroit être étendu, & quels avantages la Société pourroit en retirer. Car enfin, vous le sçavés comme moi, l'usage du Bain est lui-même si étendu & si efficace, qu'il est regardé, par ce que nous avons de plus sçavans Médecins, comme une médecine universelle. Il n'y a, en effet, guere de Maladies, sur-tout parmi les chroniques, dont on ne puisse par son moyen venir à bout, lorsqu'il est approprié & prescrit par une main habile.

Quoique cette proposition semble d'abord tenir du paradoxe, on en sentira bientôt la vérité, si on fait réflexion qu'il

qu'il n'eſt point de change-
ment ſalutaire que le Bain ne
ſoit en état d'opérer dans l'œ-
conomie animale.

Faut-il détremper un ſang
trop épais, calmer ſon feu,
corriger ſon acrimonie, porter la ſoupleſſe dans le ſyſtême
des ſolides, ouvrir les pores,
débarraſſer le corps de ſes impuretés, par une heureuſe
tranſpiration ? le Bain ſimple
produit ces effets. Veut-on le-
ver les obſtructions, augmenter la chaleur naturelle, donner du mouvement aux li-
queurs croupiſſantes, dégager
les viſcéres, rétablir les ſécrétions, ranimer une circulation

languiſſante:Les Bains d'Eaux
Minérales , les Bains artifi-
ciels , les Bains de vapeur ,
ſoit ſecs ſoit humides, rem-
pliſſent efficacement ces différentes vûes. On diroit qu'ils
meſurent leurs effets ſur la
multitude de nos beſoins.
On ceſſera d'en être ſurpris ,
quand on fera réflexion, d'u-
ne part à leur action méchanique, & de l'autre à ce qui
fait la cauſe la plus ordinaire
de nos maladies. Qu'on ſe rap-
pelle d'abord que ce qui fait
la baſe des Bains eſt le diſſol-
vant le plus puiſſant de la Nature ; on ſçait avec quelle fa-
cilité l'Eau, aidée de la cha-

leur, pénétre les corps ; quelle
est la mobilité & le choc de
ses molécules, sur-tout lorsqu'ayant perdu leur cohérence
mutuelle par l'évaporation ,
elles obéissent à l'impulsion
& à l'élasticité du liquide sub-
til qui les agite ; mais principalement lorsqu'elles sont ani-
mées d'un principe actif, pé-
nétrant , spiritueux.

Dans le Bain simple l'Eau
par son humidité ramollit la
peau, dilate les pores , faci-
lite la transpiration. Ce n'est
pas tout ; d'un côté, un vo-
lume huit cent fois plus pe-
sant que l'air, presse le corps
de toute part, augmente le

jeu des vaiſſeaux , accélére la circulation & les ſécrétions , tandis qu'un million de petits ſiphons pompent l'Eau du Bain , & la verſant dans l'intérieur du corps, y vont porter le rafraîchiſſement, la ſoupleſſe & la détrempe. Le liquide aqueux mêlé au ſang , le rend plus fluide, augmente toutes les ſécrétions & entraîne les impuretés par la tranſpiration & les urines.

Le Bain d'Eaux Minérales naturelles ou artificielles , portant avec ſoi toutes les propriétés des principes dont elles ſont chargées, à la faveur du Minéral & de la chaleur, qui augmentent le poids & le reſſort du liquide, eſt très-propre à enlever les embarras, à réſoudre, à fortifier les parties, & à rétablir les fonctions.

Dans la Douche cette même Eau par ſon mouvement accéleré, pénétre profondément la partie ſur laquelle on détermine ſa chute; ce qui, joint à l'action des parties ſalines dont elle eſt chargée, la rend capable de réſoudre les humeurs épaiſſies qui y ſont fixées, & d'attaquer même les duretés naiſſantes des articulations.

Dans le Bain de vapeur,

le liquide infiniment divifé, devient auffi infiniment pé-nétrant ; la mobilité de fes parties, l'élafticité du principe du feu qui les pouffe, l'acti-vité des médicamens fpiri-tueux & volatils dont il eft chargé, le répandent au loin dans l'intérieur du corps qu'il inonde. On fçait ce que peut la vapeur concentrée : cette eau fubtile & animée, per-çant à travers toutes les par-ties, ouvre, ramollit & dé-trempe, fond les fucs épaiffis, fait fortir du corps ce qu'il y a d'étranger par des millions de tuyaux infenfibles ; & opére par la voie des fueurs, une dépuration générale.

Des ruisseaux de feu, des torrens de corpuscules élasti-ques répandus dans le corps par le moyen du Bain sec, vont former mille courans dans tous les points de la Machine, qui mettent en mouvement les fluides visqueux, ébranlent les vaisseaux paresseux & engourdis, & font par-là très-propres soit à réchauffer un corps froid & cachectique, soit à ressusciter le mouvement dans un membre perclus.

C'est apparemment du même principe que dépendent les phénoménes de l'Electri-

C iiij

cité médicale. J'entens des parties de feu qui vont déboucher le paſſage, & mettre en mouvement les liqueurs arrêtées dans les organes du mouvement & du ſentiment. Je ſuis bien éloigné de regarder cette découverte comme inutile; le rôle que la matiére électrique ſemble jouer dans l'œconomie animale, la propriété qu'elle a d'augmenter la tranſpiration, les commotions intérieures qu'elle occaſionne; mais plus que tout cela les tentatives qu'on a fait dans bien des endroits de l'Europe, dont la plûpart ont réuſſi, ne me permettent pas de douter qu'on n'en puisse tirer parti dans la suite pour différentes maladies. Mais qu'il me soit permis de dire que sur cette matiére on a un peu donné dans le merveilleux. Peut-être que si tout étoit réduit à sa juste valeur, les succès qu'on a publiés se trouveroient bornés à quelques cas particuliers qui ne sçauroient faire régle. Tout ce qu'il y a de certain jusqu'à present, c'est que l'Electricité n'est pas un secours aussi universel, ni aussi sûr qu'on se l'étoit d'abord imaginé. En attendant donc que des observations plus suivies ayent justifié ses

bons effets encore fort équi-
voques , nous pouvons le
regarder comme bien infé-
rieur aux Bains & aux Douches. Je ne voudrois pas même garantir qu'il fût toujours
exempt de danger. Je ne parle
pas du martyrologe Electri-
que ; je fçais que le meilleur
reméde aura toujours le même fort entre des mains im-
prudentes ; mais on m'avouera
que celui-ci eft bien violent
pour être toujours du goût
de la Nature. Ces fortes vi-
brations , par lefquelles on
prétend détruire les engage-
mens qui caufent la paralyfie
& les rhumatifmes, bien loin

d'enlever l'obstacle, ne feront quelquefois que rendre la maladie plus opiniâtre, en donnant lieu aux matiéres de s'engager encore plus avant. C'est un fait trop connu en Médecine, qu'une violente secousse, en précipitant le cours des liqueurs, occasionne souvent de plus fortes obstructions que celles qu'on vouloit détruire. Ces ébranlemens me paroissent encore moins propres à donner de la souplesse à une partie qui est dans un état de sécheresse & d'aridité. On doit bien plutôt s'attendre à des crispations fâcheuses, qui mettront un

membre perclus hors de toute
reſſource. Enfin toutes les
conſtitutions ne ſçauroient
s'accommoder de cette façon
de guérir ; il eſt des tempé-
ramens que la moindre Electricité embraſe. S'il en faut
croire un Obſervateur mo-
derne, quelques-uns en ont
eu la Fiévre pendant trente-
ſix heures. Quoiqu'il en ſoit,
ſes effets ſont trop-peu conſ-
tatés pour pouvoir être com-
parés à ceux des Etuves, dont
les Médecins connoiſſent depuis long-tems l'efficacité. Je
trouve qu'une chaleur douce,
mais pénétrante, qui attenue
inſenſiblement tout ce qu'il y

a de trop épais, qu'on anime
selon qu'on le juge à propos par ce qu'il y a de plus
actif, doit être plus en état de
produire les succès qu'on at-
tendroit envain de l'Electricité. De combien, par consé-
quent, les Etuves de la nouvelle invention lui font-elles
préférables ? On ne sçauroit
disconvenir que les effets des
parties ignées ne soient ici plus
ménagés & plus sûrs que ceux
du feu électrique. Leur acti-
vité tempérée par les vapeurs
humides, n'en est que plus
puissante pour détruire les
embarras qui gênent la liberté
du mouvement. C'est bien

comme dans l'Electricité un torrent de parties de feu, mais qui ne caufent ni fecouf-fes défavantageufes, ni dou-leurs aigues : unies aux par-ties de la vapeur, elles s'infi-nuent auffi infenfiblement que profondément, ramolliffent, fondent les obftructions, & rétabliffent dans la partie, avec le cours des liqueurs, le mouvement & la vie.

Il paroît, par ce que je viens de dire que le Bain fait le plus efficace de tous les re-médes. Si, malgré le peu de foin qu'on a eu d'en perfection-ner l'ufage, il n'a pas laiffé de faire des prodiges de gué-

rifon, comme les Faftes de la
Médecine en font foi, quels
effets ne devroit-on pas en attendre, fi on donnoit à leur
adminiftration tout l'avantage
dont elle eft fufceptible ? Autant que les uns font affû-
rés, autant l'autre avoit-elle
été défectueufe jufqu'à préfent;
on s'eft fort peu embarraffé
parmi nous de perfectionner
cette partie de l'Art, la plus
intéreffante fans contredit,
qu'il y ait dans la Pratique.
Faut - il s'étonner aprés cela fi les Bains n'ont pas toujours eu tout le fuccès qu'on
avoit lieu d'en attendre,
& s'ils ont enfin paffé dans

l'efprit du Public comme l'impuiffante reffource d'un Médecin à bout ? Graces à la nouvelle Machine, l'honneur des Bains va être rétabli. J'ai vû avec plaifir combien ils font chers aux Maîtres de l'Art, par les fuffrages qu'ils ont donnés à cette ingénieufe Invention, & par l'affluence de Malades que j'ai vû arri-ver par leurs ordres. Auffi il n'eft bruit déja que de fes merveilleux effets. Je fouhai-terois pouvoir vous envoyer un détail des Obfervations qui ont déja été faites à ce fu-jet ; mais mes occupations ne me laiffent pas le tems de les

recueillir

recueillir. Tout ce que je puis vous dire, c'eſt qu'on lui découvre tous les jours de nouveaux uſages, auſquels on ne ſe ſeroit pas attendu. Le nombre des cas pour leſquels elle eſt propre, ſemblent ſe multiplier avec ſes ſuccès.

On ceſſe d'être ſurpris que les Bains embraſſent un ſi grand nombre de maladies, quand on fait réflexion à ce qui les produit le plus communément. Je ne diſſerterai pas ici ſur l'importance de la tranſpiration, ſoit dans l'état de ſanté, ſoit dans celui de maladie, & ſur les ſuites fâcheuſes de ſes dérangemens,

D

cela feroit la matiére de plufieurs Traités. Il fuffira de fça-
voir que la tranfpiration eft
la fonction la plus effentielle
à la fanté, celle qui joue le
plus grand rolle dans l'œconomie animale; que c'eft par
les pores de la peau que le fang
fe dépouille à chaque inftant
de fes impuretés, & que cette
évacuation ne fçauroit être un
moment fufpendue, fans qu'il
s'accumule dans le corps des
fucs fuperflus & nuifibles, qui
donnent naiffance à une in-
finité de maladies, qu'on ne
guérit qu'en rétabliffant la
tranfpiration fupprimée, en
la rappellant vers fon orga-

ne naturel, lorſqu'elle eſt déroutée, ou en la ranimant lorſqu'elle eſt languiſſante. Je n'entre pas en preuve de tous ces principes ; c'eſt une choſe avouée, & il n'eſt pas néceſſaire d'être Médecin pour en ſentir l'évidence. Les deux tiers de nos maladies & de nos indiſpoſitions ne viennent viſiblement que de cette cauſe. Il eſt clair en effet que ſi cette humeur nuiſible, que la nature a coutume de chaſſer par les routes inſenſibles de la peau, vient à trouver le paſſage fermé, elle ne peut qu'occaſionner des déſordres ; tantôt en ſéjournant ſous la peau, elle

D ij

produira des maladies cuta-
nées, des Galles, des Dartres,
des Erefipelles ; tantôt elle fe
dépofera dans les parties mem-
braneufes & les articulations,
& produira des Rhumatifmes,
des Gouttes, &c. fouvent re-
foulant dans la maffe elle gâ-
tera le fang & les liqueurs ;
delà les maladies d'épaiffiffe-
ment, d'impuretés, de pour-
riture. Quelquefois elle por-
tera fur un vifcére, & don-
nera naiffance à des inflam-
mations mortelles, ou à des
embarras & des obftructions.
Enfin elle fe jettera fur quelque couloir étranger, & at-
tirera des évacuations contre

nature, des cours-de-ventre, des fleurs blanches, &c.

On doit mettre fur le compte de la tranfpiration, prefque toutes les maladies d'Hiver, de Printems & d'Automne. Les maladies des vieillards, & la plûpart de celles des perfonnes du Sexe, chez lefquelles la tranfpiration eft très-foible, qu'on ne guérit jamais plus fûrement qu'en favorifant cette évacuation. Auffi voyons - nous qu'elle a fait de tout tems l'objet principal des grands Médecins, & que leur Pratique n'a jamais été fuivie de plus grands fuccès que quand ils ont tourné leurs vûes de ce côté-là. C'eſt un fait d'obſervation qui ſe verifie tous les jours. Je pourrois en citer nombre d'exemples ; mais le cas qui m'a le plus frappé, & dont je puis rendre bon témoignage, eſt celui d'une perſonne de ma connoiſſance, excédée par mille incommodités, qui ne tranſpiroit que très-peu depuis dix ans, rétablie comme par enchantement par un Bain de vapeur qu'elle a pris derniérement dans la Machine en queſtion, & qui jouit actuellement de la ſanté la plus parfaite. Mais ce n'eſt pas ſimplement de

ces maladies dont la cauſe
ſaute aux yeux, & où la tranſpiration eſt viſiblement en
faute, que j'entends parler,
je parle encore de celles où on
ne ſoupçonne pas pour l'ordinaire qu'elle ait la moindre
part, telle que de cours de ventre, de dyſſenteries, de fleurs
blanches qu'on guérit en ra-
menant la tranſpiration à ſon
couloir naturel. Combien de
perſonnes qui menoient une
vie languiſſante, ſujette à mille
indiſpoſitions, travaillées de
fluxions, de cours de ventre
habituels, d'aſthmes & de
toux fatiguantes, ſe ſont vues
guéries tout-à-coup par le

retour de la tranſpiration?

Je ne parlerai pas de ces légéres indiſpoſitions, ſi ordinaires parmi ceux même qui ſe portent le mieux, ſur-tout parmi les Gens ſédentaires & les Perſonnes de diſtinction ; de ces laſſitudes, ces mal-aiſes, ces peſanteurs, ces pertes d'appétit, qui ſont l'effet d'une tranſpiration retenue & d'un ſang lourd qui ne roule pas à ſon aiſe. Il eſt certain que l'article de la tranſpiration intéreſſe les ſains comme les malades, & qu'il eſt d'une égale conſéquence pour tous, ou de l'entretenir ou de la mettre en régle lorſqu'elle

eſt

eſt dérangée. Quelque bien qu'on ſe porte, elle a toujours beſoin d'être ſecondée ; il eſt de fait que nous ne diſſipons jamais autant qu'il ſeroit néceſſaire, même en pleine ſanté. Selon les expériences de Sanctorius, nous ſommes toujours en reſte à cet égard, cela produit chez nous, au bout de quelque tems une plénitude qui ne manqueroit pas de tirer à conféquence pour la ſanté, ſi la nature chaque mois n'avoit ſoin de ſe délivrer de cet excédant par des urines ou par des ſueurs abondantes. Or, pour le dire en paſſant, puiſque la tranſpiration naturelle

E

ne répond pas parfaitement à nos befoins, on ne fçauroit mieux faire que d'employer les moyens qui peuvent y fuppléer; ce qui eft l'effet le plus marqué des Bains de vapeur, qui pris de tems-en-tems, deviendront un préfervatif affûré contre ces amas nuifibles, qui font la fource de la plûpart de nos incommodités.

Nos maladies ne venant que du dérangement de la tranfpiration, c'eft par la tranfpiration qu'il faut les guérir : c'eft par cette voie qu'étoit deftinée à fortir l'humeur qui les produit, & c'eft auffi par cette voie qu'elle doit être chaſſée. Jamais l'Art répondit-il mieux aux intentions de la Nature?

C'eſt d'ailleurs de toutes les évacuations la plus ſûre, la plus commode & la plus abondante, puiſqu'elle fournit elle ſeule, dans l'état naturel, plus que toutes les autres enſemble. Auſſi on n'attaque jamais plus efficacement une maladie, qu'en employant des remédes qui favoriſent la tranſpiration Mais s'il eſt vrai qu'il y ait tant d'avantages à faire tranſpirer, il n'eſt pas moins ſûr qu'on chercheroit envain pour cela des ſecours auffi décififs que les Bains, & fur-tout ceux de vapeur. Rien en effet ne leur eft comparable, pour ouvrir les pores, affouplir la peau, débarraffer fes couloirs, détremper, attenuer les humeurs : en un mot, ils rempliffent éminemment toutes les conditions effentielles à l'évacuation cutanée. Mais ce qui fait leur plus grand mérite, c'eft qu'ils provoquent les fueurs fans altérer l'œconomie animale, comme la plûpart des remédes qu'on prend intérieurement, & fans caufer le moindre trouble dans la circulation.

On peut s'en rapporter aux bons effets qu'on en éprouve chaque jour, dans un nombre considérable de maladies pour lesquelles l'usage les a consacrés. Tel est le Rhumatisme froid, dans lequel les sueurs, comme on sçait, font toute la cure ; c'est le triomphe du Bain, sur-tout lorsqu'il est chargé d'un principe salin ou volatil, capable d'atténuer & de faire transpirer l'humeur étrangére, qui à la suite d'une transpiration supprimée, s'est engagée dans les parties musculeuses, où elle cause par sa présence les plus vives douleurs ; mais rien, en pareil

cas, n'approche de la Douche,
& principalement des Bains
de vapeur, qui, comme je l'ai
déja remarqué tant de fois,
possédent dans un dégré su-
périeur la vertu de pousser les
sueurs, de dissoudre les humeurs tenaces & visqueuses,
& même de ramollir les matiéres durcies.

Telles sont les affections
paralitiques, les engourdis-
semens, &c. qu'on voit céder tous les jours à l'usage du
Bain, soit qu'on employe ceux
d'Eaux Thermales, qui sont le
plus recommandés en pareil
cas, ou ceux qu'on prépare
artificiellement, qui sont in-

finiment plus propres à diffi-
per l'humeur fixée aux en-
virons des nerfs & de leur
origine.

Telles font encore la plûpart des maladies du Sexe ,
les fleurs blanches , la fup-
preffion des régles , la ftéri-
lité, &c. Dans le premier cas
rien ne réuffit mieux que le
Bain de vapeur & le Bain
fec, pour rétablir le ton &
le reffort d'une matrice re-
lâchée, pour en faire exprimer
les liqueurs croupiffantes qui
occafionnent l'écoulement ,
après avoir néanmoins tra-
vaillé à corriger le vice ca-
cheﬅique du fang par l'ufage

E iiij

des évacuans , & des alté-
rans qui doit toujours précéder celui des Bains.

Eſt-il encore rien de plus
efficace pour ouvrir ce viſcé-
re, corriger ſon intempérie,
remédier à tout ce qui peut
troubler l'ordre de ſes évacuations, ou en ſuſpendre le cours?
Combien de fois chez les femmes lentes à concevoir ,
les Bains ont - ils fait ceſſer
les allarmes de la ſtérilité ,
& rendu l'eſpoir à des fa-
milles prêtes à s'éteindre, en
retabliſſant les fonctions d'u-
ne matrice indiſpoſée ?

Ce n'eſt pas cependant à
leur action immédiate ſur

cette partie, que se borne la vertu des Bains dans les maladies du Sexe, il faut pour en connoître l'étendue remonter à la source du mal.

Personne n'ignore que chés les Femmes la transpiration naturellement languissante & toujours imparfaite, produit une abondance d'humidités qui occasionne la plûpart de leurs incommodités : la matrice en est comme l'égout, & on ne voit que trop souvent ce champ destiné à recevoir le germe de l'humanité, rendu infécond par l'inondation. Or le désordre venant de la transpiration, on se flateroit

envain d'y remédier, fi on ne
part de ce principe ; il n'eſt
pas d'autre moyen de diſſiper
les ſucs qui ſe jettent dans la
matrice, que de les rappeller
vers les routes qu'ils ont
abandonnées ; nouveau titre
de recommandation pour les
Bains, & ſur-tout pour les
Bains de vapeur, de tous
les moyens le moins équivo-
que pour ramener vers la
peau les humeurs déroutées.

Dois-je vous parler ici des
maladies vénériennes, &
des fumigations ? J'avoue que
la méthode des frictions eſt
preſque la ſeule en vogue ;
l'uſage ſemble avoir décidé

en fa faveur, aux dépens des Fumigations. Il eſt certain cependant que cette derniére, fi elle étoit perfectionnée, feroit de beaucoup préférable, & qu'on guériroit plus commodément, plus promptement, & pour le moins auffi fûrement. Je dis pour le moins, car n'étant queſtion ici que de jetter du Mercure dans le fang par la voie de ⋅ l'habitude, il eſt clair qu'il pénétrera bien plus fûrement lorfque ces parties jouiffant de toute leur divifibilité, feront lancées par le mouvement d'évaporation dans les pores qu'on a déja eu foin de bien

ouvrir par la chaleur ; fur-tout
fi on a le moyen de concentrer
tellement les vapeurs, ainfi
qu'on peut le faire dans la
nouvelle Invention, qu'elles
portent uniquement fur toute
l'habitude du corps.

Mais quand on ne vou-
droit pas convenir de la fu-
périorité des Fumigations, à
cet égard, elles ont tant d'a-
vantage d'ailleurs fur les Frictions, qu'il leur fuffit pour
mériter la préférence d'être
auffi fûres & auffi efficaces ; &
c'eft de quoi conviennent tout
ce qu'il y a d'habiles Gens. La
Faculté de Médecine de Paris

s'eſt expliquée plus d'une fois
ſur cet article.

Sans entrer dans aucun détail en faveur de cette méthode, je me contenterai
d'obſerver qu'elle eſt d'une
commodité extrême pour les
Malades, par la liberté qu'elle leur laiſſe de vaquer à
leurs affaires, ſans compter
qu'elles les exempte des dé-
goûts & de la malpropreté
qui ſont inſéparables des frictions. Ajoutez à cela la dou-
ceur du reméde, & la faci-
lité qu'il y a d'en continuer
l'uſage ſans riſque. On a vû
des Malades qui étoient dans
une langueur, & un dépériſ-

ſement , qui n'auroient pas
permis de les expoſer à l'action des Frictions Mercu-
rielles , traités & guéris
par la Fumigation , comme
l'atteſtent de grands Médecins.

Je ſçais bien que les Fumigations ont ſouvent ſouffert
de l'ignorance de certaines
perſonnes, qui ſans principe
& ſans lumiére , ſe mêlent
de traiter ces ſortes de Maladies ; mais il y auroit de
l'injuſtice de rendre ce reméde reſponſable de l'incapacité
de celui qui l'adminiſtre. Tel ,
qu'on vit en dernier lieu s'an-
noncer & diſparoître preſque

en même-tems, eut sans doute
soutenu la réputation que ses
premiers succès lui avoient
acquise, s'il n'avoit manqué
par l'essentiel. Son reméde
dont on n'ignore pas la com-
position, étoit excellent :
mais il demandoit de la méthode, & le Fumigateur en
étoit dépourvû ; il donnoit
machinalement son reméde
sans qu'il fût question de pré-
paration, la partie cependant
la plus essentielle du traite-
ment : nul égard encore aux
différentes indications qui
peuvent se présenter à rem-
plir dans le cours du traite-
ment ; nulle attention à faire

concourir les autres remédes
avec celui-ci : feroit-on fur-
pris après cela qu'il eût échoué?
Je le fuis bien plutôt qu'il ait
pû fe foutenir pendant quelque tems comme il a fait.

Il faut vous épargner ,
Monfieur, le dénombrement
des maladies pour lefquelles
le Bain peut être falutaire. Je
n'ai déja que trop abufé de
votre patience ; mais vous
voudrés bien pardonner ma
prolixité pour l'intérêt que
je prens à un fecours trop
peu connu & que je crois
ne pouvoir être affez recom-
mandé, fur-tout depuis que

j'ai

j'ai vû les nouveaux Bains. La nouveauté n'en diminue point le prix, ce n'eſt pas ici une de ces inventions par leſquelles on cherche à ſurprendre le Public; elle n'a d'ailleurs rien de nouveau que le dégré de perfection qu'elle donne à un uſage auſſi ancien que la Médecine elle-même. Ces ſources de ſanté, dont l'antiquité faiſoit un ſi grand cas, devenues preſque pour nous des ſources inconnues, cette invention vient en renouveller la découverte ; jamais elles ne coulérent d'une façon ſi avantageuſe pour le bien de la Nation & de l'humani-

F

té ; on y trouve tout à la fois les anciens & les nouveaux Bains ; ainfi, bien loin qu'elle ait rien d'étranger à l'Art de guérir , c'eft l'Art lui-même qui revendique fes droits ; elle eft fous fa protection, & l'Auteur fait profeffion de n'agir que fous fes aufpices, perfuadé que quelque excellente que foit fon Invention, fi fes opérations ne font dirigées par des perfonnes inftruites & éclairées , elles ne fçauroient être d'aucune utilité pour le Public. Il n'en eft point cependant qui l'intéreffe autant que celle-ci. Les fains, ainfi que les malades,

tous les âges, tous les sexes,
toutes les constitutions ont
part à ses bienfaits. Elle est
de toutes les Saisons, & de
tous les lieux. Les personnes
curieuses de leur santé, y trouveront de quoi s'entretenir
dans un état de fraîcheur &
de légéreté, en faisant transpirer les superfluités qui s'a-
massent journellement chez
elles ; les constitutions dé-
licates sujettes aux fluxions
auront de quoi les pré-
venir. Enfin ce sera pour tous
une ressource contre mille
petites incommodités , aux-
quelles on est continuellement exposé. Les vieillards

se ressentiront moins des infirmités du grand âge en entretenant la souplesse de leurs parties, & se délivrant par une transpiration artificielle de cette abondance de pituite qui affoiblit chez eux la chaleur naturelle, & ménace à chaque instant les principaux organes de la vie. Ils pourroient même pousser leurs jours au delà du terme ordinaire, en prévenant le dessechement général de la Machine qui en ruine insensiblement le jeu & le ressort, & en occasionne enfin la décadence.

Les personnes du Sexe qui

voient leurs régles manquer, qui sont exposées à un écoulement fâcheux, ou qui soupirent après le fruit de l'Hymen, y trouveront le principe de la santé & de la fécondité.

On sera dispensé désormais d'entreprendre de longs & pénibles voyages pour aller aux Eaux : la nouvelle Invention abrége le chemin & la dépense; & fait trouver sans sortir de Paris, toutes les Eaux Minérales du Roiaume. Là se rencontreront les Bains de Balaruc, de Bourbon, de Baréges, &c. qui seront administrés avec autant & plus d'avantage qu'à la Source même. Ajoutés quils feront de toutes les Saifons. La moins favorable à ces fortes de remedes n'en empêchera pas l'ufage, par les précautions qu'on a prifes pour qu'on ne fente pas abfolument le froid extérieur : J'ofe même affurer, fans crainte d'avancer rien de trop, qu'à l'égard du Bain de vapeur, s'il y a quelque Saifon où il convienne, c'eft principalement l'Hiver ; puifqu'il eft de fait qu'on tranfpire moins en ce tems-là, fans compter les dérangemens que caufe à chaque inftant l'inconftance de la Saifon.

Ce fera pour les perfonnes d'une mauvaife conftitution, pour les Phlegmatiques, & ceux qui font extrémement fenfibles au froid, un moyen de détourner les amas & les fluxions aufquelles cette Saifon les expofe. Elles s'exempteront par-là de bien des maladies qu'on ne voit quelquefois éclore qu'au Printems, & qui ne font que les arrêrages d'une tranfpiration fufpendue pendant l'Hiver.

Je fuis, &c.

Vû & approuvé à Paris ce 20 Octobre 1752.

Vû l'Approbation, permis d'imprimer à la charge d'enregiſtrement à la Chambre Syndicale, ce 21 Octobre 1752.

BERRYER.

Regiſtré ſur le Livre de la Communauté des Libraires & Imprimeurs de Paris, Nº. 3543, conformément aux Réglemens, & notamment à l'arrêt du Conſeil du 10 Juillet 1745. A Paris le 27 Octobre 1752.

HERISSANT, *Adjoint.*

JUGEMENT

JUGEMENT

De la Faculté de Médecine en l'Université de Paris, sur les nouveaux Bains Médicinaux.

LE sieur GUERIN, de Montpellier, Auteur du Lit Méchanique à l'usage des Malades, ci-devant approuvé par la Faculté, ayant inventé une nouvelle Machine pour administrer toutes sortes de Bains, avoit fait faire des modéles de cette Machine, qui ont été approuvés par différens Particuliers. Mais le sieur GUERIN

G

ayant depuis exécuté fa Machine en grand, & voulant en
faire conftater l'efficacité, par
des Juges éclairés & compé-
tans en pareille matiére, a
fupplié la Faculté de Médecine de Paris, de nommer des
Commiffaires pour procéder
à l'examen de fa nouvelle Machine, & pour en déterminer
les ufages & l'utilité d'une
maniére conftante & défini-
tive.

C'eft pourquoi la Faculté
de Médecine affemblée, Oui
le rapport de Meffieurs PRO-
COPE-COUTEAUX, BOYER,
DE LA SOURDIERE,
& BOURDIER, Docteurs-

Régens de ladite Faculté,
Commiſſaires par elle nommés pour examiner la nou-
velle Machine des Bains Médicinaux, A J U G E’ que ladite Machine étoit très-in-
génieuſement inventée, pour
adminiſtrer commodément
& efficacement aux Malades,
ſelon les vûes des Médecins
& ſous leur direction, toutes ſortes de Bains Médicinaux, tels que les Bains en-
tiers, les demi-Bains, les
Bains de Vapeurs, les Etuves, les Douches d’Eaux Minérales, ſoit naturelles, ſoit
artificielles, & les Fumigations de toutes eſpéces; &

en conséquence la Faculté a décidé que la Machine du sieur GUERIN pouvoit être d'une très-grande utilité pour la guérison des Maladies. Fait & arrêté aux Ecoles de Médecine de Paris, en l'Assemblée tenue le Lundi 26 Juin 1752.

Signé BARON, Doyen.

RAPPORT

Fait à l'Académie Royale de Chirurgie, sur les nouveaux Bains Médicinaux.

NOUS soussignés Commissaires nommés par l'Académie Royale de Chi-

rurgie pour l'Examen des différentes Machines que M.
GUERIN de Montpellier a
imaginées pour adminiſtrer,
ſous la direction des gens de
l'Art, les Bains, demi-Bains,
Etuves, Douches, & Fumi-
gations de toute nature, en
avons jugé l'invention auſſi
ingénieuſe qu'elle eſt commode & utile.

Au moyen d'un Lit qui
deſcend & qui monte méchaniquement, un paralytique,
ſans preſque le ſentir & s'en
appercevoir, eſt tranſporté
de la chambre baſſe où il a
été baigné & douché, dans
une autre au premier étage,

pour fe repofer & s'y tran-
quillifer.

Un malade peut recevoir
chez M. GUERIN des Dou-
ches d'Eaux Minérales , foit
naturelles, foit artificielles ,
avec autant de fuccès qu'aux
fources mêmes de ces eaux,
parce qu'une pompe fait remonter l'eau que le malade
a reçue fur la partie douchée,
d'un baffin qui eft fous lui ,
dans le refervoir qui eft au-
deffus ; ainfi la Douche con-
tinue fans interruption.

Dans une machine où l'on
eft affis commodément, on
peut recevoir le Bain de vapeur fimple ou médicamen-

teufe, des Fumigations, l'E-
tuve, & même ces différens
fecours fucceffivement fans
être remué en aucune façon.

Dans le Bain ordinaire, au
moyen de la pompe qui re-
cueille l'eau du baffin qui eft
fous la baignoire pour la porter dans le réfervoir fupérieur,
un malade peut être baigné
& lavé par foixante voyes
d'eau, qui circulent fans dif-
continuation autour de fon
corps.

Enfin les différens moyens
que M. GUERIN a combinés
font voir les reffources de fon
génie. Nous eftimons toutes
ces Inventions fort avanta-

geufes pour le fervice des malades ; elles font d'autant
plus eftimables , qu'elles
font d'un ufage plus étendu. On ne peut trop louer
les perfonnes qui s'étudient à
multiplier les fecours dont les
hommes peuvent tirer de l'u-
tilité dans un grand nombre
de maladies. A Paris ce vingt
Juillet 1752.

Signés, LE DRAN, *Direc-*
teur. LOUIS, *Commiffaire pour*
les Extraits. LEVRET, *Ad-*
joint au Comité.

EXTRAIT

EXTRAIT

*Des Regiſtres de l'Acadé-
mie Royale de Chirurgie.*

Du 20 Juillet 1752.

MESSIEURS LE DRAN
Directeur , LOUIS
Commiſſaire pour les Extraits,
& LEVRET Adjoint au Co-
mité, ayant examiné les différentes Machines inventées
par M. GUERIN de Mont-
pellier, pour adminiſtrer ſous
la direction des gens de l'Art,
les Bains, demi-Bains, Etuves, Douches & Fumigations
de toute eſpece , en ont fait
aujourd'hui leur Rapport ,

d'après lequel l'Académie a jugé ces inventions ingénieuses, utiles, & d'autant plus avantageuses pour le service des malades, qu'elles sont d'un usage plus étendu. En foi de quoi j'ai donné le présent Extrait de nos Registres. **A Paris ce 20 Juillet 1752.**

MORAND , *Séc. perpétuel.*

EXTRAIT

Des Nouvelles au sujet des nouveaux Bains Médicinaux.

ON parle beaucoup à Paris avec éloge de la nouvelle Machine que le Sieur GUERIN de Mont-

pellier a inventée & éta-
blie, *rue des Jeuneurs quar-
tier Montmartre*, pour ad-
miniftrer des Bains Médi-
cinaux & les Fumigations de
toute efpéce pour la guérifon
des Maladies douloureufes &
chroniques. Le Roy, fur les
témoignages de l'Académie
des Sciences, lui a accordé un
Privilége exclufif par Lettres-
Patentes dont le Parlement a
ordonné l'enregiftrement : la
Faculté de Médécine, de même que l'Académie Royale
de Chirurgie, après avoir en-
tendu le Rapport de leurs
Commiffaires fur les avantages de cette découverte pour

l'intérêt de la Société, en ont donné les Jugemens les plus avantageux. Ils conftatent les ufages de cette Machine ingénieufe d'une maniére trés-décifive : ils difent même que les Douches des Eaux Minérales naturelles ou artificielles, peuvent y être données en toute faifon avec autant d'avantage qu'on le fait à la fource de ces Eaux falutaires contre les paralyfies, les rhumatifmes, les douleurs de nerfs & les fciatiques. Plufieurs Malades du premier Rang en ont déja fait l'expérience avec toute la fatisfaction qu'ils s'étoient propofée.

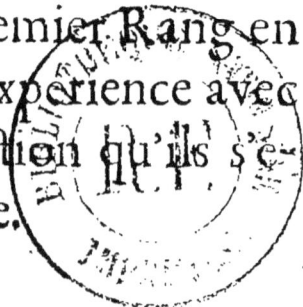

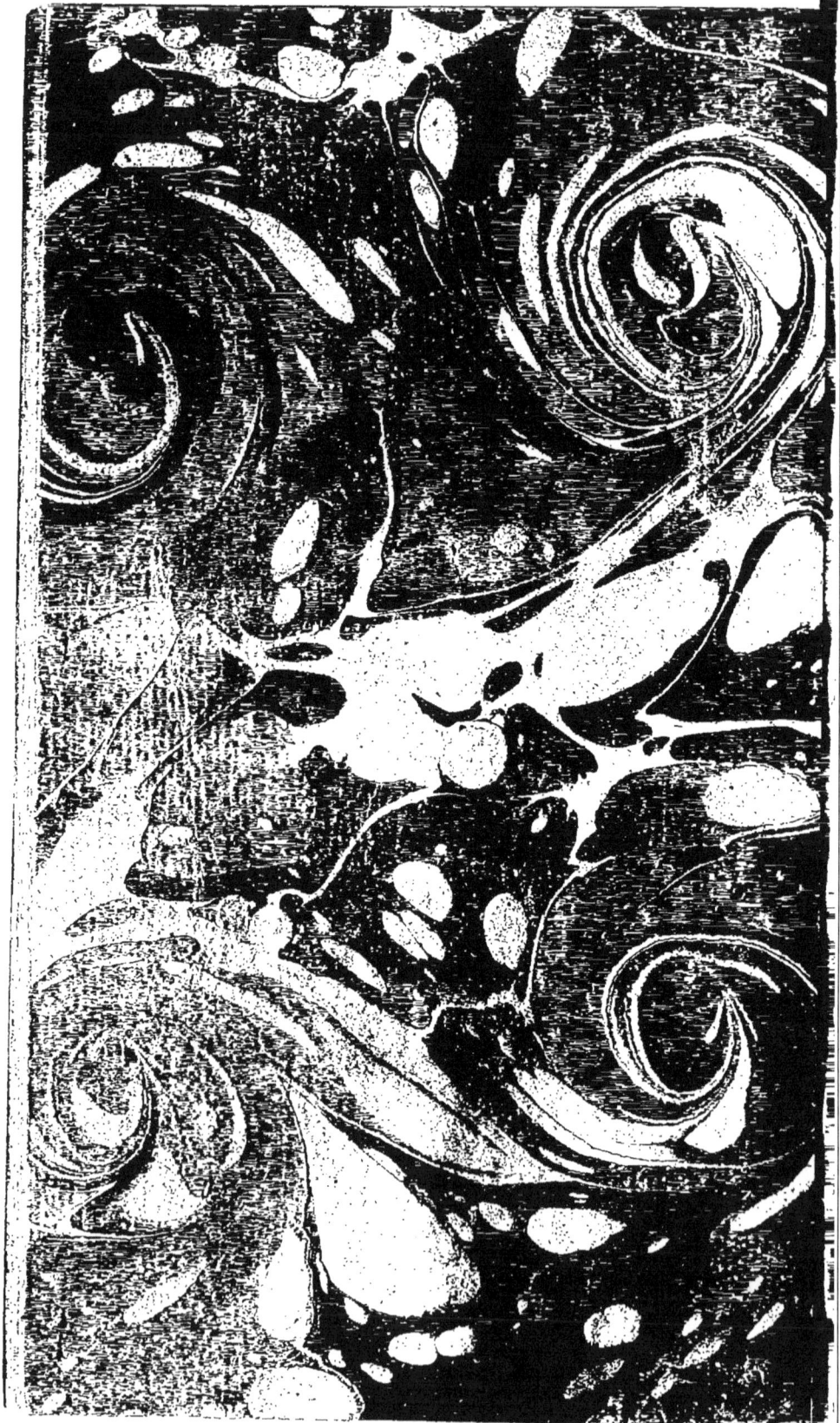

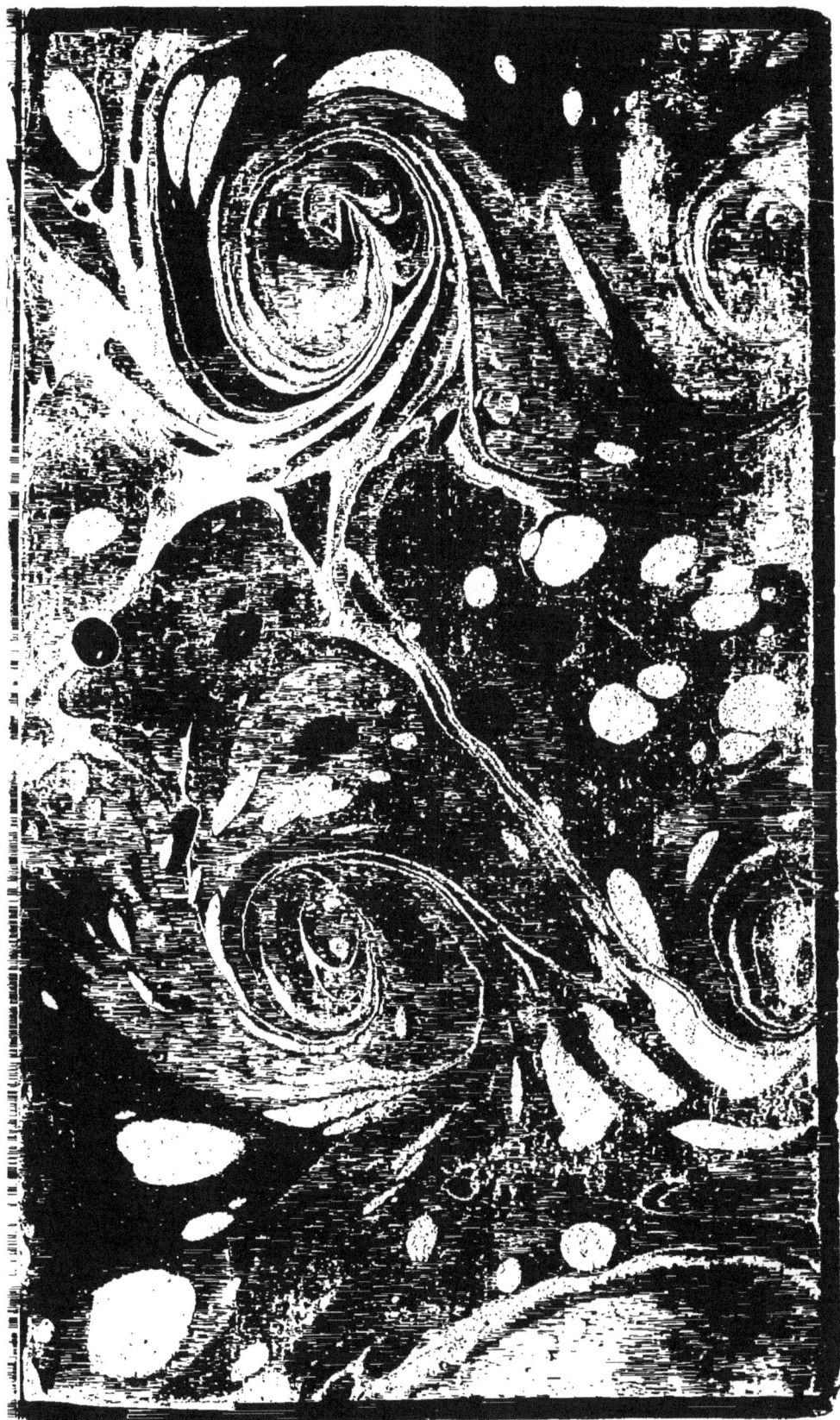

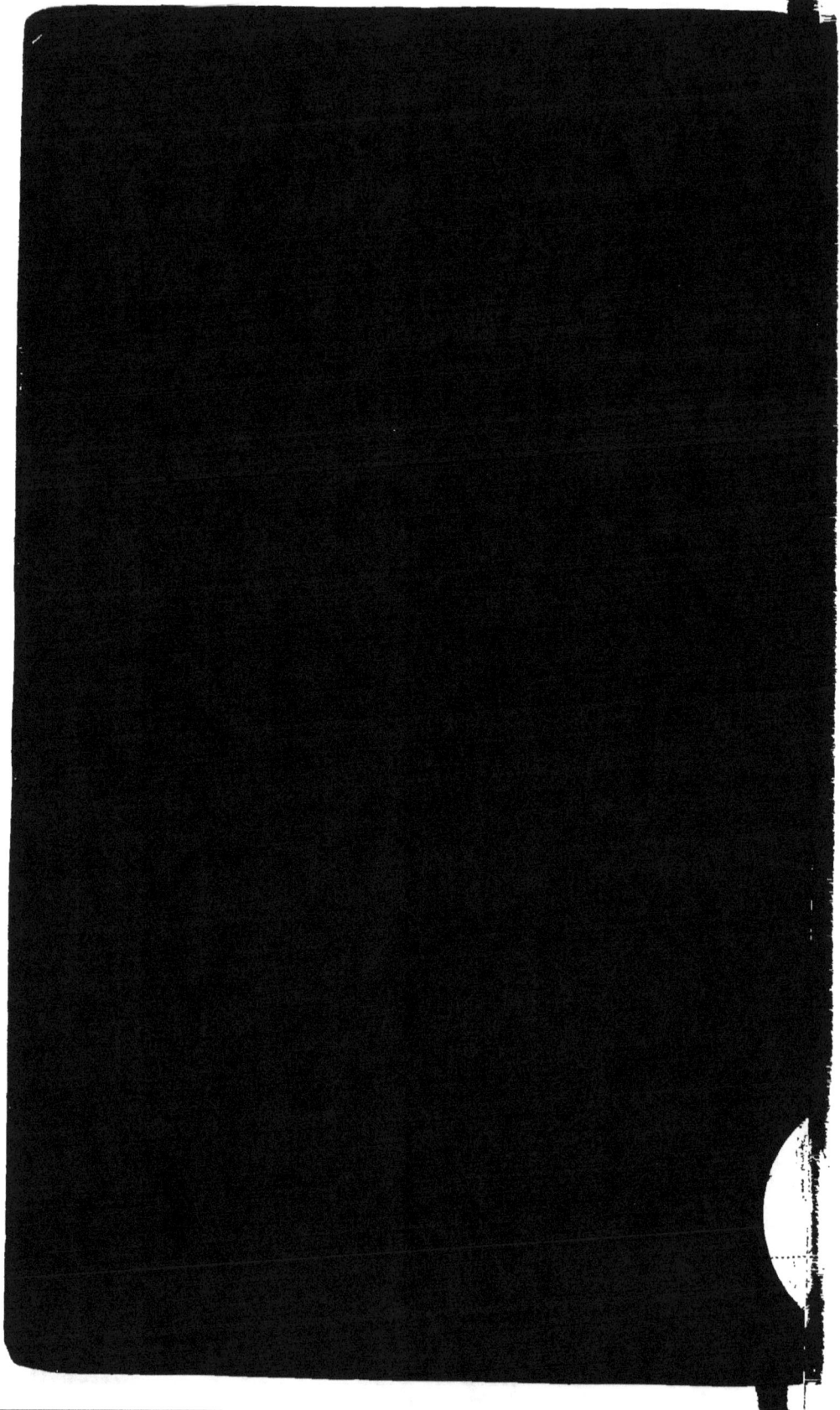